APPENDICITE OU ANNEXITE?

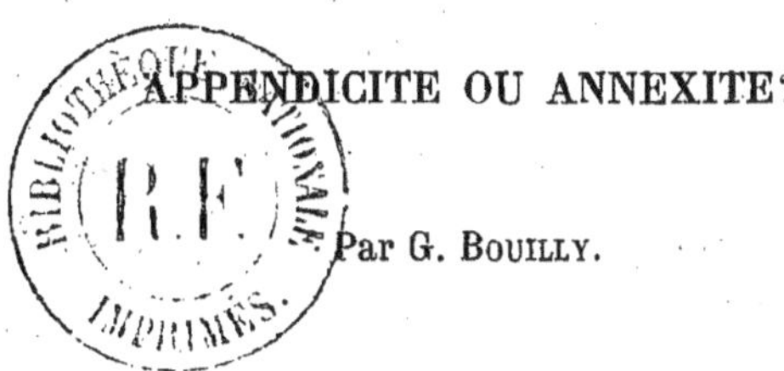

Par G. BOUILLY.

Fréquemment aujourd'hui se pose dans la pratique la question délicate du diagnostic entre la crise aiguë de l'appendicite et la poussée péritonéale d'origine annexielle. A la période initiale, dans le fracas péritonéal de début, avec le grand cortège des symptômes diffus, en l'absence de toute localisation précise, le diagnostic est très souvent difficile, quelquefois impossible ; plus tard, à la chûte des phénomènes péritonéaux et même à une période plus éloignée, le siège de la douleur, la présence de lésions en des régions où elles peuvent appartenir avec la même vraisemblance aux annexes ou à l'appendice, rendent encore ce diagnostic incertain. Dans les deux cas, l'erreur est d'importance ; dans les cas aigus, elle peut faire ajourner ou rejeter une intervention libératrice ; dans les cas subaigus, elle peut conduire à un mode d'intervention qui n'est pas indiqué par la vraie nature, ni le vrai siège des lésions ; fairé par exemple, préférer une laparotomie latérale à une laparotomie médiane ou inversement, et rendre ainsi plus incertaines et plus laborieuses la recherche et l'ablation des lésions.

J'ai déjà insisté sur ce sujet dans un autre travail, et j'ai fait ressortir les graves conséquences de ces erreurs. J'ai indiqué, autant que faire se peut, les appréciations diagnostiques qui péuvent faire incliner vers l'appendicite ou l'annexite, et j'ai particulièrement cité des cas où l'affection intestinale avait été méconnue en faveur de la crise annexielle, au grand préjudice des malades, dont le diagnostic rétrospectif et beaucoup trop tardif s'est fait dans les jours suivants par l'aggravation des accidents et la mort des sujets. Dans un certain nombre de cas, en effet, le diagnostic ne peut se faire que par l'examen répété et régulièrement suivi de la malade, et l'évolution des accidents et le problème ne s'éclaircit qu'après l'accalmie des phénomènes aigus du début.

Je rapporte aujourd'hui des cas où l'erreur inverse a pu être ou aurait pu être commise, et n'a été évitée que par la prudente observation des malades et une temporisation qui ne pouvait les compromettre. Il s'agit de poussées péritonéales aiguës, débutant à grand fracas, consécutives à des lésions de l'ovaire ou de la trompe, avec maximum d'accidents et de douleurs dans la fosse iliaque droite, dans la région classique de l'appendicite. Après l'exposé des observations, plus instructives que tout commentaire, je discuterai en quelques mots les causes possibles de l'erreur et les moyens de l'éviter.

OBSERVATION I.

Il y a quatre ans, une jeune femme de 25 ans était envoyée dans mon service de Cochin, enceinte d'environ 4 mois 1/2 et en pleine poussée de péritonite aiguë, évoluant depuis 4 jours. Le ventre est uniformément ballonné et douloureux, sans localisation précise; il est difficile de faire la palpation de l'utérus à travers la paroi soulevée, douloureuse et au milieu des anses intestinales distendues. Le poûls est à 120-124: la température presque uniformément constante entre 39° et 39°5; le facies est franchement péritonéal. Le toucher vaginal n'indique rien de particulier; il n'y a pas de perte sanguine; il n'y a qu'un écoulement leucorrhéique jaunâtre. La malade n'a jamais souffert de son ventre auparavant; elle a fait une fausse couche d'environ 3 mois il y a 2 ans.

Glace sur le ventre et injection de morphine pendant 2 jours. Le ventre devient un peu moins douloureux et moins tendu; le maximum de la sensibilité est maintenant dans la fosse iliaque droite sur une ligne transversale entre l'ombilic et l'épine iliaque antéro-supérieure. Peut-être y a-t-il, en ce point, un peu d'empâtement profond? L'état général est plus mauvais qu'à l'entrée; la malade vomit absolument tout ce qu'elle ingère; son facies se creuse et s'altère de plus en plus; la température reste toujours aux environs de 39° à 39°5.

Deux jours plus tard, la gravité toujours plus grande de la situation, la persistance du point douloureux à droite, le soupçon d'un empâtement profond dans cette région, me décidaient à traiter cette péritonite par la laparotomie et à en soustraire la cause, si possible.

La laparotomie est pratiquée, 4 jours après l'entrée de la malade à l'hôpital, 8 jours après le début des accidents ; elle est faite sur la ligne médiane. Le péritoine ouvert, il s'échappe un flot de liquide séreux, louche ; l'utérus remonte presque jusqu'à l'ombilic, comme à 4 mois 1/2 environ de grossesse ; son péritoine est rouge livide, très vascularisé : il est entouré d'anses intestinales rouges, légèrement adhérentes entre elles et avec le péritoine utérin.

La main introduite dans l'abdomen sent, sur le bord droit de l'utérus, une masse volumineuse formée par des anses intestinales agglutinées entre elles et autour d'un corps cylindroïde, qui est attiré à l'extérieur et qui n'est autre que la trompe droite transformée en un pyo-salpinx du volume d'un très gros pouce et entourée de fausses membranes péritonéales verdâtres ; cette trompe est pédiculisée et sectionnée au ras de l'utérus avec le thermo-cautère, après ligature à la soie ; l'ovaire est sain, congestionné à sa surface ; son hile contient de grosses veines dilatées.

Un drain est posé dans le cul-de-sac péritonéal antérieur, et le ventre est refermé après une toilette soignée du péritoine.

Les résultats de cette intervention furent excellents : 2 jours plus tard, il n'y avait plus ni vomissements ni température ; le 3e jour après l'opération, la malade faisait un avortement d'un fœtus mort et macéré, et 3 semaines plus tard elle était complètement guérie.

J'avoue, à ma honte, que je fis l'opération, dans ce cas particulier, sans avoir de diagnostic précis, uniquement guidé par la gravité de la situation, le maximum de douleur dans la fosse iliaque étroite, la sensation vague d'un empâtement dans cette région, et la nécessité de combattre une péritonite qui allait toujours en s'aggravant. A cette époque, la notion de l'appendicite était beaucoup moins répandue qu'elle ne l'est actuellement ; les relations de l'appendicite et de la grossesse étaient encore chose inconnue, et j'avoue que je ne pensais pas un instant à cette lésion. Aujourd'hui, ce diagnostic se serait imposé ; la brusquerie du début, la gravité rapide des phénomènes péritonéaux et de l'état général, le siège maximum de la douleur dans la fosse iliaque droite avec soupçon d'empâtement, tout se trouvait réuni pour imposer le diagnostic d'appendicite et cependant ç'eut été à tort.

Néanmoins, l'erreur eut été heureuse pour la malade ; elle eut forcé la main dans le sens de l'intervention et devenait bienfaisante. En revanche, il était malaisé de soupçonner une salpingite suppurée, à contenu virulent, chez une femme sans passé génital, deux fois enceinte, en évolution normale de grossesse actuelle, et sans cause apparente d'infection utérine ou péri-utérine. Heureusement, et même en l'absence de diagnostic certain, l'indication opératoire était la même et a paru être utilement remplie.

Je rapproche du fait précédent l'observation d'une jeune femme que j'ai opérée il y a quelques jours, dans l'idée qu'elle était atteinte d'une appendicite — qui n'existait pas — et chez laquelle l'erreur me parait bien difficile à éviter.

OBSERVATION II.

Mme S..., 22 ans. Bien constituée, un peu lymphatique, m'est adressée de province avec l'histoire suivante : cette jeune femme, mariée depuis 4 ans, a fait une fausse couche quelques mois après son mariage, une grossesse à terme il y a 2 ans 1/2, une 3e grossesse, qui datait de 6 mois au moment des derniers accidents. Cette grossesse avait normalement évolué, contrariée seulement par la présence d'une petite quantité d'albumine traitée par le régime lacté.

Le 18 septembre dernier, sans cause appréciable, la malade est prise subitement d'une douleur aiguë, extrêmement violente dans le côté droit, dans la région de la fosse iliaque droite, avec vomissements, phénomènes de péritonite ou au moins de péritonisme, élévation de la température, qui monte à 39°5 et 40°. En même temps, un gros empâtement diffus et douloureux est facile à percevoir dans la fosse iliaque droite. Au 3e jour après le début de ces accidents, la malade fait une fausse couche et expulse un fœtus bien développé d'environ 6 mois. La fièvre et la douleur persistent encore une quinzaine de jours et vont en s'atténuant. Les précautions antiseptiques les plus minutieuses sont prises et il semble n'y avoir aucune infection utérine. Les médecins de la région qui soignent cette malade inclinent, avec juste raison, à penser qu'il s'est fait une crise aiguë d'appendicite sous l'influence de laquelle s'est produit l'avortement. Après la chute des accidents, la malade est condamnée au repos et elle passe le mois d'octobre et de novembre, soit au lit, soit sur la chaise longue, souffrant toujours du côté droit qui reste douloureux, soit spontanément, soit au palper et dans lequel on sent toujours une induration. La malade m'est adressée le lundi 20 novembre, par le Dr Grenier, de Montluçon.

L'état général est faible et languissant, sans être mauvais; l'appétit est peu prononcé; les garde-robes sont difficiles; il n'y a pas de fièvre. Le ventre n'est plus douloureux ni ballonné; il n'est sensible qu'à droite. L'utérus est bien revenu sur lui-même; le toucher n'indique aucune lésion péri-utérine. Tous les phénomènes sont concentrés dans la fosse iliaque droite, et c'est uniquement de cette région que se plaint la malade. Au palper, on détermine une violente douleur au point de Mac-Burney et aussi au-dessus et un peu en dehors de ce point; un peu au-dessus de la ligne spino-ombilicale, près de l'épine iliaque antero-supérieure, on sent une induration profonde, dure, volumineuse, du volume environ du petit doigt, fusiforme, immobile, paraissant faire corps avec les tissus profonds, douloureuse à la pression. Cette masse est beaucoup plus volumineuse que la plupart des appendices chroniquement enflammés; en outre, elle est située un peu au-dessus et en dehors du point de Mac-Burney. Néanmoins, je ne puis me défendre de l'idée qu'il s'agit d'un appendice induré, augmenté de volume, contenant peut-être un corps étranger, et entouré de fausses membranes et d'épaississement cellulaire de péri-appendicite. Je ne laisse pas que de trouver les signes physiques un peu anormaux. Néanmoins, l'indication opératoire est formelle, et la laparotomie est acceptée à l'avance par la malade qui ne veut plus consentir à mener une existence d'invalide.

Opération le 25 novembre. Incision latérale sur l'induration, la débordant en haut et en bas. Le péritoine pariétal est rouge, épaissi, adhérent aux anses intestinales qui masquent la région. Celles-ci décollées et écartées, le ventre bien protégé par des compresses, on arrive sur un corps noirâtre, ressemblant à une grosse truffe, appliqué et collé à la face interne de la fosse iliaque, en dedans et un peu au-dessus de l'épine iliaque antéro-supérieure. Ce simple aspect suffit pour faire rejeter de suite le diagnostic d'appendicite. La masse noirâtre, plus volumineuse qu'elle ne semblait au premier abord, du volume environ d'une grosse noix, est décollée à l'aide d'une compresse des adhérences assez solides qui l'unissaient aux tissus voisins et est facilement reconnue pour un ovaire. Elle est, à sa partie interne, reliée à un pédicule grêle, tordu sur lui-même un grand nombre de fois, et noir comme le reste de la tumeur. Il n'y a plus aucun doute sur la nature de celle-ci; il s'agit d'un petit kyste de l'ovaire dont le pédicule s'est tordu et dont la lésion a donné lieu à tout le cortège péritonéal du début des accidents. La position anormale de ce kyste ovarique haut situé s'explique facilement par le siège qu'il occupait au 6ᵉ mois de la grossesse, par le développement de l'utérus gravide, alors qu'il a été surpris par la torsion de son pédicule. Fixé par les adhérences péritonéales solides développées à la suite de cet accident, il n'a pu suivre le retrait de l'utérus et il est resté adhérent dans ce siège anormal.

En outre, en un point de ce kyste adhère l'extrémité terminale de l'appendice, rouge et vascularisé à ce niveau, mais absolument sain dans tout le reste de son étendue.

Le kyste est enlevé après ligature de son pédicule au catgut au-dessous des limites de la tumeur et, par précaution, l'appendice est également réséqué à sa base.

Le pédicule du kyste a subi au moins deux tours de torsion : il est mince et grêle et est devenu très friable; il est difficile de reconnaître dans quel sens s'est produite la torsion.

Le kyste a le volume d'un gros œuf de pigeon ; ses parois sont absolument noires, infiltrées de sang dans leur épaisseur, devenues noirâtres, marc de café ; à la coupe, on trouve un liquide jaunâtre, graisseux, puriforme, peut-être même purulent, une grosse pelote de cheveux enroulés, deux dents ayant l'apparence d'incisives, implantées sur un petit fragment osseux. C'est un type de kyste dermoïde.

Le ventre est refermé par trois étages de sutures sans drainage.

Aujourd'hui, 9 décembre, 12 jours après l'opération, la malade peut être considérée comme guérie ; elle n'a jamais présenté la moindre apparence de complication opératoire et a vu disparaître ses douleurs d'une façon pour ainsi dire immédiate.

Il me paraît presque impossible que l'erreur ait pu être évitée dans ce cas; au moment de la crise aiguë du début, la soudaineté et la gravité des phénomènes péritonéaux, la grosse élévation de

la température, l'état de grossesse de la malade, la localisation
précise et fixe de la douleur et de la tuméfaction dans la fosse
iliaque droite, étaient autant d'arguments en faveur de l'appendicite. Il n'y avait guère lieu de songer à l'hypothèse de la torsion
du pédicule d'un kyste ovarique, chez cette jeune femme chez
laquelle aucune tumeur abdominale n'avait jamais été ni cons-
tatée ni soupçonnée, chez laquelle, au contraire, trois grossesses
rapprochées, en quatre ans de mariage, pouvaient faire préjuger
du bon état de l'appareil génital. En général, dans le cas de
torsion du pédicule ovarique, la fièvre n'est pas aussi élevée
qu'elle l'était dans le cas actuel, et il est probable que l'état de
grossesse n'a pas été sans influence sur son exagération.

Après la chûte des phénomènes aigus, le même diagnostic
d'appendicite restait encore le plus vraisemblable ; la persistance
d'une tuméfaction et d'une douleur dans la fosse iliaque droite, au
voisinage de la région classique de l'appendicite, ne permettait
guère de formuler une autre opinion. Je la partageai moi-même,
bien qu'un peu étonné du volume exagéré de la tuméfaction
appendiculaire ou péri-appendiculaire, et de sa situation un peu
au-dessus et en dehors de la ligne de Mac-Burney. L'opération
seule pouvait montrer jusqu'à quel point l'erreur était complète
et le diagnostic difficile.

Dans les deux cas suivants, l'erreur ne fût pas de longue durée ;
elle ne triompha que pendant les premières périodes du début, et
put être réformée par l'évolution ultérieure des accidents, et les
résultats d'un examen devenu plus facile. Si de cette erreur pri-
mitive, il avait été tiré une indication opératoire précoce, le
résultat n'aurait pu en être que malheureux. Dans les deux cas,
l'incision pariétale de recherche faite au siège ordinaire de l'incision de l'appendicite aurait créé les plus grandes difficultés et
peut-être de gros dangers opératoires.

OBSERVATION III.

Petit kyste dermoïde de l'ovaire droit. — Crises douloureuses simulant l'appendicite. — Ovariotomie. — Guérison.

Avril 1899. Mme O..., 40 ans, grande, forte, bien constituée, belle
santé ; deux grossesses sans accidents.

Douleurs dans le ventre depuis la première apparition des règles,
vers 12 ans ; à 14 ans, crise grave de péritonite qui mit la malade en
danger et la retint alitée six semaines à deux mois ; depuis cette
époque, fréquentes douleurs dans le côté droit du ventre, mais jamais
assez fortes pour entraver la vie et nécessiter le repos. Depuis très

longtemps, troubles digestifs de l'estomac très accusés ; grande tendance à la dyspepsie avec flatulence gastrique et intestinale.

Au mois de juillet 1898, crise douloureuse aiguë fébrile, et ayant nécessité le repos environ trois semaines, avec grandes douleurs dans le côté droit de l'abdomen, fièvre, etc. Cette crise fut prise pour de l'appendicite ; je vis la malade à la fin de sa maladie et je pensai qu'en effet il s'agissait d'appendicite et que la violence des phénomènes qui venaient de se passer ne permettrait sans doute pas de conserver cet appendice.

En mars 1899, nouvelle crise ; les douleurs débutent d'abord dans le côté gauche du ventre, mais reviennent rapidement dans le côté droit ; fièvre, vomissements, douleurs, tympanisme léger, tout indique une poussée assez aiguë ; la douleur à la pression est localisée dans toute la région de la fosse iliaque, sans localisation précise au point de Mac-Burney. La crise, surveillée de près, ne présente jamais de phénomènes assez inquiétants pour qu'il y eût lieu d'intervenir d'urgence ; néanmoins, la température a, pendant plusieurs jours, atteint 38°5 et 39 ; le pouls n'a jamais dépassé 100-104 ; l'ensemble de la crise dure environ trois semaines, pendant lesquelles il persiste toujours un petit mouvement fébrile.

Les phénomènes aigus des premiers jours passés, quand il est possible de mieux palper l'abdomen, on constate que le maximum de la douleur est bien au-dessous du point de Mac-Burney, et qu'à ce siège maximum, à deux travers de doigt environ au-dessus du pubis, on sent un empâtement diffus, mal limité, superficiel, comme rétro-pariétal. Par le toucher, on sent une tuméfaction sur le bord droit et en avant de l'utérus et, par le toucher et le palper combinés, on a tout à fait la notion d'une tuméfaction dure, douloureuse, formée par les annexes droites augmentées de volume. A partir de cette constatation bien nette, je n'ai plus de doute qu'il ne s'agit pas d'une appendicite, mais bien d'une lésion annexielle. La seule difficulté est de savoir la cause de cette annexite, car on ne retrouve aucune trace d'infection utérine postpuerpérale, aucun antécédent d'endométrite, aucune histoire génitale quelconque ; le vagin est ferme et solide, l'utérus en bonne attitude, sans leucorrhée, ni sensibilité. Les règles sont seulement et de tout temps douloureuses, mais régulières et nullement exagérées. Elles se produisent cette fois, comme d'habitude, à leur date normale, du 30 mars au 7 avril. A partir du 10 avril, la malade peut être considérée comme guérie de sa crise aiguë ; mais elle reste souffrante, éprouve souvent de la douleur dans le côté droit, reste jaune et inappétente et n'est capable de se lever que quelques heures par jour. Au palper, on perçoit toujours une tuméfaction très facilement appréciable sur le bord droit et vers le fond de l'utérus, dure, résistante, assez superficielle ; on la retrouve au toucher avec les mêmes caractères signalés plus haut, et la pression à ce niveau est toujours douloureuse.

Il est décidé depuis longtemps que l'opération est indispensable, quelle que soit la cause de la douleur et la nature des lésions. Mais mon opinion est qu'il faut se comporter comme vis-à-vis d'une lésion annexielle, faire la laparotomie médiane et enlever l'appendice, s'il est nécessaire, comme opération complémentaire.

Opération le 21 avril 1899. Laparotomie médiane sur le plan incliné.

On tombe de suite, après incision de la paroi, sur un corps blanc jaunâtre recouvert par l'épiploon adhérent à la face postérieure de la paroi abdominale, entouré de fausses membranes péritonéales anciennes et solides et très confondu sur une large surface avec le péritoine pariétal. On reconnaît de suite qu'il s'agit d'un petit kyste dermoïde de l'ovaire droit. Les adhérences sont décollées avec une compresse et, pendant ces manœuvres, le kyste se rompt sur deux points et laisse écouler un liquide jaunâtre, gras, huileux, reçu sur des compresses qui protègent l'abdomen. Ce petit kyste dur, comme crétacé à sa surface, du volume d'un œuf de pigeon ou d'un petit œuf de poule, finit par être isolé de toutes parts et est détaché sans qu'il y ait lieu de faire de pédicule. La région de la fosse iliaque droite est saine, sans apparence de péritonite ancienne ni récente; l'appendice paraît sain. Le kyste de l'ovaire était situé, tel que l'examen clinique le démontrait, au-dessus de l'utérus, vers sa corne droite, adhérent à la face postérieure de la paroi et immobilisé en ce point. Sa coque est épaisse, comme violacée; il renferme une pelote de cheveux peu teintés, presque gris, et une grosse masse d'apparence cutanée, adhérente à la paroi kystique, présentant des replis et des circonvolutions et dans laquelle est une partie dure, résistante, de consistance osseuse.

L'opération a été simple et facile et n'a pas duré plus de vingt minutes, tout compris.

Suture de la paroi : deux étages, surjet catgut; puis crin de Florence.

Suites simples ; dès le surlendemain, urines sédimenteuses de bon pronostic.

La malade quitte la maison de santé le 12 mai, vingt jours après l'opération, n'ayant jamais présenté la moindre apparence de complication.

Il est probable que dans ce cas, l'erreur aurait pu être évitée dès le début, si l'examen local avait été soigneusement pratiqué. Mais il faut reconnaître que toute l'histoire de la maladie et sa symptomatologie éveillaient bien plutôt l'idée de l'appendicite, que celle d'une lésion annexielle. L'examen lui-même aurait pu être trompeur; la présence de cette tuméfaction rétro-pariétale, adhérente à la paroi, n'est pas commune dans les lésions des annexes, et semble plutôt appartenir à la collection péri-appendiculaire, avec tendance à l'envahissement de la paroi. De là à conclure à une appendicite bas située, à siège pelvien, il n'y aurait eu qu'un pas. Il m'a fallu, je l'avoue, une grande attention et une grande habitude des examens génitaux, pour ne pas tomber dans cette faute. L'examen pratiqué dès le début des accidents, avec les difficultés créées par la douleur et le tympanisme, et l'empâtement des exsudats péritonéaux n'aurait guère permis de conclure autrement. L'intervention eût sans doute été également heureuse ; mais elle eut présenté de plus grandes difficultés.

L'erreur aurait été plus fâcheuse et plus grave dans le cas suivant; d'un mauvais diagnostic eut découlé une mauvaise indication opératoire, et surtout un mauvais mode de technique opératoire. L'idée de l'appendicite aurait poussé à une laparotomie latérale par laquelle un gros kyste tordu, cause de tous les accidents, n'aurait pu être que difficilement amené à l'extérieur et enlevé.

OBSERVATION IV.

Kyste de l'ovaire droit. — Torsion du pédicule. — Accidents graves. — Laparotomie. — Légère phlébite du membre inférieur gauche. — Guérison.

Mai 1899. — Mme C. Femme forte, 46 ans, 3 grossesses ; nerveuse, habituée à l'éther pour calmer des névralgies, migraines, etc., mais non gravement intoxiquée. Cette dame a éprouvé depuis quelque temps, un an environ, des accidents bizarres qui se sont toujours produits à la fin de ses règles. Une fois, en 1898, étant avec des amis, elle est prise d'une douleur dans le ventre avec syncope et doit être rapidement rentrée chez elle ; une autre fois, en décembre de la même année, étant à Fontainebleau, chez sa sœur, elle est prise dans les derniers jours de ses règles d'une violente douleur qui la force à se mettre au lit et à le garder pendant 4 à 5 jours ; mais, en dehors de la douleur, elle n'est ni malade, ni fiévreuse, et, cette petite crise passée, elle se retrouve en bonne santé comme auparavant.

La vraie et grande crise est toute récente. Les règles avaient commencé vers le 17 avril et avaient duré abondantes toute la semaine, comme à l'habitude : elles étaient à leur fin le dimanche 23 et la malade était sortie ce jour en voiture ; mais un peu souffrante et malaise, se plaignant des cahots, et elle était rentrée assez fatiguée, mais pas assez cependant pour ne pas rester à table le soir avec tout son monde, comme d'ordinaire. Dans la nuit du dimanche au lundi, elle est prise tout à coup dans tout l'abdomen d'une douleur d'une acuité excessive, à tel point que toute la nuit elle pousse des cris, de vrais hurlements de douleur : en même temps, dans la nuit et la matinée, il y a trois vomissements bilieux très abondants, franchement péritonéaux. Le lundi matin, le Dr Lépère fait une piqûre de morphine qui est répétée dans la journée et amène du calme. Ce même jour, le professeur Dieulafoy voit la malade dans la soirée, à un moment où la douleur était atténuée : il ne croit qu'à des accidents de nervosisme et fait le diagnostic d'ovaralgie. Le lendemain mardi, la situation ne s'améliore pas ; le ventre est très ballonné, douloureux : la malade souffre beaucoup et doit recevoir plusieurs piqûres de morphine ; il n'y a plus que des nausées et des hoquets mais pas de vomissements. Le mercredi, l'état est le même et ce jour je suis appelé à voir la malade. Jusqu'à ce jour, la température depuis le début des accidents n'a pas dépassé 37° et quelques sixièmes.

Mercredi soir 26 mai, 5 h. 1/2. La température est à 38°2, le pouls fort, bien frappé, à 104-106 : la figure est fatiguée, mais non grippée et le teint est rouge, plutôt coloré, non terreux ni plombé. La malade est très souffrante ; elle accuse de violentes douleurs abdominales et surtout des coliques; depuis 2 jours, elle assure n'avoir rendu aucun gaz par l'anus. Le ventre est très ballonné jusqu'à l'épigastre, saillant en avant et dans les flancs. Il est d'une sensibilité exquise à la pression dans toute son étendue, à la région épigastrique, ombilicale et hypogastrique, mais tout particulièrement dans la fosse iliaque droite où la douleur est exquise, superficielle, s'accompagnant de défense de la paroi et où l'on prévoit une résistance dans la profondeur. En outre, la vessie est distendue : la malade ne la vide qu'incomplètement et le cathétérisme ramène 3/4 de litre d'urine.

Je ne puis me défendre de l'idée qu'il y a un état péritonéal grave, sinon de la péritonite généralisée au moins du péritonisme intense, et que la cause doit en être cherchée dans une poussée aiguë d'appendicite se traduisant par l'exquise sensibilité dans la région de l'appendice, la défense musculaire et la sensation de résistance profonde. Le toucher vaginal ne montre rien dans le cul-de-sac et n'y réveille pas de sensibilité.

Il n'y a qu'une circonstance qui me rassure et en même temps m'étonne un peu pour le diagnostic : c'est que le pouls est bon, à 100-104 et que la température ne dépasse pas 38°2 et s'est seulement amenée aujourd'hui à ce degré. Néanmoins je reste avec le diagnostic d'appendicité aiguë, et je me tiens sur la plus grande défensive, tout prêt à intervenir si l'examen de la malade indique la moindre aggravation de son état. Glace sur le côté droit, piqûre de morphine, diète hydrique.

Jeudi 27. L'état ne s'est pas aggravé; dans la nuit et ce matin, la malade a rendu quelques gaz; le ventre est toujours ballonné, mais moins sensible à la pression superficielle; pouls 98 à 102; température 37°6, le matin 38°1 ou 38°2. La figure est bonne; il n'y a pas de vomissement; il n'y a que quelques hoquets de temps à autre. La situation me paraît loin de s'aggraver. Cathétérisme de la vessie nécessaire matin et soir.

Je suis toujours d'avis de temporiser, mais je préviens que si la fièvre persiste, et que la douleur ne s'amende pas, je serai obligé d'intervenir pour ne pas être surpris par une perforation et une péritonite qui peuvent être menaçantes.

28. Même état; plutôt amélioration. Il y a eu de nombreux gaz rendus dans la nuit et la journée; le ventre est moins tendu et moins douloureux. Je pratique le toucher et un examen bimanuel qui me démontre dans l'abdomen, sur la ligne médiane, une grosse tumeur dure, tendue, remontant jusqu'à l'ombilic, faisant saillie en bas dans le cul-de-sac antérieur, confondue avec l'utérus et que je prends pour un fibrome que le ballonnement et la douleur nous auraient empêché de percevoir. Je change de diagnostic et de pronostic, et je suis dès lors convaincu qu'il s'est agi d'une poussée aiguë, douloureuse, dans les annexes droites au voisinage du fibrome, avec violent retentissement péritonéal, peut-être d'une grosse hémorrhagie ovarienne ou d'une poussée d'hémato-salpinx. J'abandonne tout à fait l'idée de l'appendicite et de l'opération d'urgence, et je laisse les choses s'arranger spontanément, avec une petite médication sédative et évacuatrice pour la vessie. Je me rassure complètement sur l'issue immédiate des accidents et je rassure tout l'entourage.

Mardi, 28 mai. L'amélioration est considérable; la malade est allée plusieurs fois à la garde-robe; elle ne souffre presque plus, le ventre est détendu. Miction douloureuse; il n'y a plus ni nausées, ni hoquets. La palpation fait sentir facilement une tuméfaction médiane, tendue, dure, remontant jusqu'à l'ombilic. Avec les deux mains, il est facile de sentir dans cette masse une fluctuation profonde, mais incontestable; de même, par le toucher dans le cul-de-sac antérieur, on transmet la fluctuation à la masse abdominale.

A partir de ce moment, il n'y a plus de doute pour moi, et ce diagnostic doit être formulé de la façon suivante : Kyste de l'ovaire, accidents graves de torsion du pédicule et nécessité d'intervenir d'ici très peu de temps. Je fais part de ce diagnostic et de ce pronostic à la famille.

4 mai. Le professeur Terrier confirme et apprécie cette manière de voir.

Laparotomie le 8 mai (Dr Lepère). L'opération permet de reconnaître de suite et d'enlever un kyste de l'ovaire droit, gros comme une volumineuse tête de fœtus à terme, dont la ponction a retiré un litre 1/4 de liquide sanguinolent. Il y a dans le ventre un peu de sérosité rougeâtre, colorée par la matière colorante du sang.

Le kyste est tordu d'au moins un tour et demi sur son axe, de droite à gauche; il faut le détordre une fois et demi de gauche à droite pour reconstituer ce pédicule. Celui-ci est assez large, constitué par une partie assez étendue du ligament large droit; il paraît même surprenant qu'un pédicule aussi large et court ait pu se tordre. Toute la portion du pédicule située au-dessus de la torsion est noirâtre, au-dessous le pédicule est blanc et anémié.

Les parois du kyste sont très épaisses, couleur feuille-morte, totalement infiltrées de sang dans leur épaisseur. Le kyste paraît uniloculaire.

Suture à la limite de la portion tordue, après ligature à la soie (un seul fil), au thermo-cautère.

Il n'est rien tombé du liquide du kyste dans le péritoine; la toilette péritonéale est simple et rapide.

Suture de la paroi, (péritoine et muscles, aponévrose,) en deux étages, au catgut; de la peau au crin de Florence. Les points de suture saignent abondamment; je place un petit drain sous la ligne de réunion cutanée afin qu'il n'y ait pas d'hématome.

L'opération totale a été faite en 25 minutes. La malade se réveille facilement et n'a aucun choc.

9. Suites immédiates extrêmement simples; dès le lendemain, les urines sont boueuses, sédimenteuses, de bonne apparence pronostique.

10. Ablation du petit drain, sans toucher à l'ensemble du pansement.

15. Ablation des fils; réunion par première intention; aucune apparence de suppuration; la peau mal affrontée n'est pas complètement réunie dans la partie inférieure de la plaie.

16. Depuis hier, il y a eu un petit mouvement fébrile très léger, et la malade se plaint d'une douleur assez violente dans toute l'étendue de la jambe gauche; il y a à craindre de ce côté une menace de phlébite. Enveloppement ouaté laudanisé.

18. Il n'y a pas de doute à avoir; il y a une phlébite légère de la saphène; le pied est légèrement œdematié, ainsi que la région du genou et la cuisse, et il y a de la douleur le long de la portion fémorale de la saphène. Il faut admettre que cette légère infection veineuse s'est produite au moment des accidents fébriles qui ont précédé l'opération; car depuis l'opération, il n'y a jamais eu la moindre élévation de température.

Depuis hier, la malade a ses règles, qui viennent comme à l'habitude, avec une abondance assez considérable.

La malade quitte la maison de santé le 3 juin, en parfait état; elle ne garde qu'un léger œdème du mollet gauche quand elle a marché.

Ceinture abdominale et bas élastique.

J'ai longuement rapporté cette observation et j'en ai donné tous les détails; j'ai le droit d'y insister, puisque je m'accuse de l'erreur dont je me reconnais coupable. J'ai voulu mettre sous les yeux des lecteurs toutes les pièces du procès, et retracer toutes les causes possibles d'erreur, toutes les phases d'hésitation et d'incertitude, exposer toutes les nuances et les difficultés de l'appréciation, montrer combien il est facile de se tromper, même avec une certaine habitude et compétence des affections abdominales, et comme on peut sortir de l'erreur, grâce aux ressources de l'examen et de l'observation clinique.

Paris. — Imprimerie F. Levé, rue Cassette, 17.